Thomas Böhmann

Meine persönliche Abnehm- und Gesundheitsformel

Grundlegendes zu Ernährung und Gesundheit

Alles aus eigener Erfahrung und meiner aktuellen Sichtweise

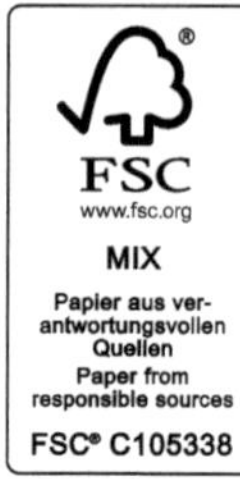

© 2025 Thomas Böhmann
Verlag: BoD · Books on Demand GmbH, Überseering 33,
22297 Hamburg, bod@bod.de
Druck: Libri Plureos GmbH, Friedensallee 273, 22763 Hamburg
ISBN: 978-3-8192-1053-2

Haftungsausschluss:

Dieses Buch basiert auf den persönlichen Erfahrungen und Erkenntnissen des Autors und dient ausschließlich zu Informationszwecken. Es stellt keine medizinische Beratung dar und ersetzt keinesfalls die Konsultation eines Arztes oder eines anderen qualifizierten Gesundheitsdienstleisters.

Die in diesem Buch enthaltenen Inhalte spiegeln die subjektive Sichtweise des Autors wider und sind nicht als allgemeingültige Empfehlungen zu verstehen. Jeder Mensch reagiert unterschiedlich auf gesundheitliche Maßnahmen und Behandlungsmethoden. Es wird dringend empfohlen, vor der Anwendung der im Buch beschriebenen Ansätze eine medizinische Fachkraft zu Rate zu ziehen, insbesondere bei bestehenden gesundheitlichen Problemen oder Erkrankungen.

Der Autor übernimmt keine Haftung für etwaige Schäden oder gesundheitliche Beeinträchtigungen, die aus der Anwendung der in diesem Buch vorgestellten Informationen resultieren können. Die Verantwortung für die eigene Gesundheit und Entscheidungen liegt bei jedem Einzelnen.

Trigger Warnung

Eine Trigger Warnung findest du auf Seite 70

Inhaltsverzeichnis

Mein Name ist Tommy und ich bin 41 Jahre alt.
Da ich bereits öfter mal in meinem Leben einige Kilos reduzieren
musste, besorgte ich mir entsprechende Fachliteratur, die ich
allerdings recht überladend fand und irgendwann an einen Punkt
kam, an dem ich entnervt aufgab ....

Daraus entstand die Idee, irgendwann einmal eine kurze und
überschaubare Abhandlung zu schreiben, die die Literatur des
Abnehm-Dschungels etwas zusammenfasst und man nicht die
Bewältigung dicker Bücher vor sich sieht ...

Ich bin kein studierter Ernährungsberater, sondern einfach „der Kerl
von nebenan" der seinen eigenen Weg in Bezug auf das Abnehmen
und die Gesundheit gefunden hat.

Ich interessierte mich schon seit meiner Kindheit für Gesundheit,
Ernährung und deren Einfluss auf den Körper, da auch meine Mutter
mit vielen Krankheiten zu kämpfen hatte, musste ich mich schon
sehr früh mit dem Thema Gesundheit auseinandersetzen. Aber erst
seit einem Autounfall, den ich wegen Alkoholkonsums zu
verantworten hatte, wurde mir bewusst, dass ich meine Gesundheit,
ja wahrscheinlich sogar mein gesamtes Leben, ändern und die
Verantwortung dafür selbst in die Hand nehmen muss ...

Auch kämpfte ich zu diesem Zeitpunkt wieder mit Übergewicht und
ich beschloss, **dass „Irgendwann einmal" ist jetzt,** und ich schreibe
aus eigener Erfahrung, diese kurze Richtlinie in der Hoffnung, dass
sie interessierten Menschen hilft.
Seitdem hat sich in meinem Leben sehr viel zum Positiven verändert
...

Ich stelle immer wieder fest, dass die meisten Menschen wenig Kenntnisse in Bezug auf Ernährung haben und nicht wissen, dass die Ernährung für unsere Gesundheit der wichtigste Punkt ist. Es wird auch kaum in Erwägung gezogen, dass über die Ernährung Krankheiten gelindert werden können oder einfach nur das Wohlbefinden gesteigert werden kann.

Deshalb ist es für mich ein sehr wichtiger Punkt, Euch neben dem Abnehmen auch einiges über Gesundheit nahezubringen, dass Ihr Euren eigenen Weg zum Abnehmen findet, wisst wie ihr Euch gesund ernähren könnt und auch nach dem Abnehmen wisst, wie Ihr weitermachen könnt, ohne den bekannten JoJo-Effekt zu bekommen.

Zusätzlich werdet Ihr sehen, dass Ihr mit meiner Methode auf nichts verzichten müsst und Eure eigenen Ernährungspläne schreiben könnt.
Allerdings empfehle ich Euch immer, den gesunden Weg zu gehen.

Die meisten Diäten funktionieren.
Aber oft nur so lange, bis das Wunschgewicht erreicht ist. Danach fallen die Meisten in ihre Gewohnheiten zurück und nehmen wieder zu.

Meine persönliche

Abnehm- und Gesundheitsformel

Kurz vorneweg, ich halte nichts von unnatürlichen Methoden, irgendwelchen chemischen Wundermitteln oder Operationen. Abnehmen sollte aus meiner Sicht heraus immer aus eigener Kraft und auf natürliche Weise erfolgen. Vor Allem gibt es nichts Besseres als das Gefühl, stolz darauf zu sein, etwas aus eigener Kraft geschafft zu haben. Für den Körper ist es auch gesünder und nachhaltiger.

Natürlich gibt es auch Ausnahmen, wenn es im Bedarfsfall medizinisch erforderlich ist oder bei hoher Gewichtsreduzierung, bei der überschüssige Haut entfernt werden muss.

**Die zwei wichtigsten Punkte zum Abnehmen
sind:
1. Ernährung
2. Bewegung**

1. Ernährung

Die Ernährung ist der wichtigste Punkt, um abzunehmen und um unsere Gesundheit aufrecht zu erhalten.

Um eine Gewichtsabnahme zu erreichen, sich fitter und gesünder zu fühlen, reicht es oft sogar schon aus, die ungesunden Lebensmittel durch gesunde zu ersetzen. Vor Allem alle zuckerhaltigen Getränke; allen voran die Softdrinks; gegen Wasser, frisch gepresste Säfte oder auch ungezuckerte Tees auszutauschen. Durch die gesündere Ernährung wird man sich nach einiger Zeit bereits wesentlich fitter, agiler und weniger träge fühlen. Das wiederum hat zur Folge, dass man sich mehr bewegt, was dann natürlich auch angestrebt werden sollte.

Mir persönlich ist es ein großes Anliegen, Euch auch neben dem Abnehmen, eine gesunde Ernährung ans Herz zu legen.
Denn die Ernährung ist der absolut wichtigste Punkt für die Gesundheit, unser Wohlbefinden, unsere körperliche Fitness, unsere geistige Verfassung und kann dazu beitragen, Krankheiten zu lindern oder gar zu heilen. Auch eine Reduktion von Medikamenten kann schon durch eine Ernährungsumstellung erreicht werden.

Was Ihr aus dem Wissen macht und ob es Euch nur um das Thema Abnehmen geht, ist Euch natürlich völlig selbst überlassen. Mir ist es nur wichtig, Euch zu vermitteln, dass Ihr Euch bis zu einem gewissen Grad über die Ernährung selbst helfen könnt, wenn es Euch einmal schlecht gehen sollte oder am besten als Vorbeugung, bevor es euch schlecht geht, etwas für die Gesundheit zu tun.

Es bedeutet für mich, dass wir genug Mikronährstoffe, Makronährstoffe, sekundäre Pflanzenstoffe, Sauerstoff usw. in natürlicher Form und in bester Qualität zu uns nehmen, auf verarbeitete Lebensmittel verzichten, viel Rohkost (Obst, Gemüse, Salat und Kräuter) essen, frisch gepresste Säfte, Smoothies und viel Wasser trinken. So wenig gekochtes Essen wie möglich zu sich nehmen und Regelmäßiges Fasten trägt dazu bei, unserem Körper die Möglichkeit geben, zu entgiften (heilen).

Kurzgefasst (Optimal Zustand):
Die gesündeste und optimale Nahrung für uns Menschen, ist das, was uns die Natur in unverarbeiteter Vielfalt zur Verfügung stellt. Kräuter (am besten Wildkräuter), Gemüse, Beeren, Obst, Samen, Nüsse, Fleisch (Weidetiere), Meeresfrüchte und Eier.

Optimal wäre es, alle Lebensmittel in bester Qualität zu bekommen. Vorteilhaft wäre es natürlich, die Lebensmittel durch Eigenanbau oder vom Bauern Eures Vertrauens zu beziehen.
Rohkost in vollreifem Zustand geerntet (erst kurz vor der Vollreife entstehen alle wichtigen Vitamine und Inhaltsstoffe). Meidet so gut wie es geht Supermärkte und holt Lebensmittel mindestens in Bio-Qualität.
(Bio Siegel Vergleich auf Seite 60).

Zum reinen Abnehmen ist es grundsätzlich erst einmal egal was Ihr esst, solange Ihr in einem Kaloriendefizit bleibt.

Egal welche Diät Ihr macht, sie funktioniert immer nur dann, wenn Ihr ein Kaloriendefizit habt. Es ist also zuerst einmal gleich, ob Ihr Euch gesund oder ungesund ernährt.

Ich persönlich befürworte immer den gesunden Weg. Damit wir nicht nur abnehmen, sondern auch gesund und fit werden und auch bleiben können.
Durch eigene Beobachtungen weiß ich, dass es auch einige Gründe gibt, die uns das Abnehmen erschweren und Hindernisse darstellen können, wie z. B.

● Medikamente sind ein sehr großer Faktor. Sobald wir uns gesünder ernähren und unser Körper schon zunehmend entgiftet ist, können wir auf viele Medikamente oder sogar auf alle Medikamente verzichten (das ist natürlich vorher mit dem behandelnden Arzt oder Therapeut abzusprechen),

● Krankheiten wie z.B. Schilddrüsenunterfunktion, Hormonstörungen und Stoffwechselerkrankungen im Allgemeinen,

● Unerkannte Nahrungsmittelunverträglichkeiten und -Allergien.

● Auch ein langsamer Stoffwechsel (bei nicht kranken Menschen) führt dazu, dass wir schwerer abnehmen können. Da der Körper langsamer arbeitet, ist auch die Verdauungs- und Ausscheidungsleistung langsamer.

Der einfachste Weg, um den Stoffwechsel zu beschleunigen ist mehr Bewegung und Sport im Alltag. Durch zu wenig Bewegung wird der Stoffwechsel immer auf einem niedrigen Level gehalten, da sich der Körper nicht anstrengen muss und sich in einer Ruhephase befindet.

Es gibt zusätzlich auch Stoffe, die uns helfen den Stoffwechsel zu beschleunigen, wie z.B.

Grüntee oder Grüntee Extrakt, Koffein, Piperin (Schwarzer Pfefferextrakt), Cholin (ehemals Vitamin B4)

Das sind vier Stoffe, die mir geholfen haben, den Stoffwechsel anzukurbeln. Es gibt auch noch weitere Stoffe. Im Internet gibt es genug Produkte, probiert einfach aus, welche bei Euch am besten wirken.

Hier noch ein paar Informationen zu:

Rohkost

Dazu zählen alle Lebensmittel, die nicht über 42 Grad erhitzt
wurden. Somit sind noch alle Nährstoffe, Vitamine und Mineralien
im Urzustand enthalten und sie haben dadurch ein hohes
Heilungspotential. Durch Erhitzen der Nahrung werden zum Teil
wichtige Nährstoffe zerstört.
Rohkost sollte immer auf nüchternen Magen gegessen werden.
Rohkost geht viel schneller durch den Verdauungstrakt als z.B.
Fleisch oder Nudeln.

Fette

Fette werden meistens sehr verteufelt, wenn es ums Abnehmen
geht, da sie sehr kalorienreich sind. Aber für viele Körperfunktionen
sind Fette wichtig.
Auch hier ist es nötig, auf Rohkostqualität zu achten. Erhitzte Samen
Öle schaden der Gesundheit. Das allgegenwärtige Sonnenblumenöl
ist so gut wie immer hoch erhitzt (u.a. enthalten in allem Frittierten,
Fertiggerichten, Salatöl). Es ist also sinnvoll, sich auf jeden Fall noch
einige gute Öle einzukaufen, wie z.B. Olivenöl extra vergine oder
rohes Kokosöl, das innerlich wie äußerlich anwendbar und von sehr
großem Nutzen ist.

Milchprodukten

Ich persönlich empfehle, so wenig Milchprodukte wie möglich zu
sich zu nehmen. Da sie aber allgemein als sehr gesund gelten,
möchte ich hierzu etwas sagen:

Meiner Ansicht nach ist die Milch, z.B. von der Kuh, für ihr Kalb
bestimmt. Das Kalb muss wesentlich schneller wachsen und an
Gewicht zunehmen als ein Mensch. Und deshalb enthält Kuhmilch
etwa dreimal so viel Eiweiß wie Muttermilch und auch eine große
Menge an Wachstumshormonen.

Das heißt, Milchprodukte, die im Übermaß genossen werden,
können den menschlichen Körper meiner Ansicht nach belasten
bzw. überlasten und stark zur Gewichtszuname beitragen.
Außerdem werden die üblich zu kaufenden Milchprodukte erhitzt
und manchmal sogar ultrahocherhitzt, was die Eiweißstruktur stark
verändert und dann noch unverträglicher werden kann.
Also, Käse und andere Milchprodukte am besten in Maßen und
möglichst in Rohkostqualität zu sich nehmen.

<u>Ein umstrittenes Thema, dass ich persönlich für richtig erachte:</u>
Milch ist ein großer Kalziumlieferant, allerdings kann Milch im
Körper sauer wirken und um Säure zu neutralisieren, wird Kalzium
gebraucht. Das heißt, im Endeffekt wird mehr Kalzium verbraucht als
zugeführt wird und kann so dem Körper und den Knochen schaden.
Aber mit diesem Thema kann sich jeder einmal selbst befassen.

Ich vertrage Kuhmilch recht gut. Wenn ich aber Milchprodukte
komplett weglasse, geht es mir gesundheitlich insgesamt besser.

Meine Meinung:

Eine Wahrheit solltet Ihr Euch immer im Hinterkopf behalten: Mit Krankheiten werden Unmengen an Geld verdient. Bedeutet, die Pharmaindustrie und die Lebensmittelindustrie sind nicht wirklich an unserer Gesundheit interessiert, sondern nur daran, wie am meisten Profit herausgeholt werden kann.

Heutzutage ist es für uns normal, mit Krankheiten zu leben und/oder mit zunehmendem Alter krank zu werden. Ich weiß aus eigener Erfahrung, dass das so nicht stimmt und jeder für seine Gesundheit etwas tun kann.

Wir leben sehr oft ungesund und gehen so lange zum Arzt, bis er etwas findet, erst dann reagieren wir.
Denn wir meinen, solange wir symptomfrei sind, sind wir gesund.
Die meisten Krankheiten entstehen langsam über Jahre hinweg.

Warum fangen wir nicht an, vorher zu reagieren und etwas für unsere Gesundheit zu tun?

Eine Krankheit ist in den allermeisten Fällen nichts Anderes als eine Vergiftung des Körpers oder ein Nährstoffmangel. In unserer heutigen Zeit ist es eine Kombination aus Beidem.

Die Ernährung ist der wichtigste Faktor für unsere Gesundheit.
Wir können so gut wie jede Krankheit über die Ernährung positiv beeinflussen.
Eine Krankheit zeigt uns immer, dass mit unserem Körper etwas nicht stimmt und wir ihn entgiften sollten.

Bei einer heutigen „normalen" Ernährung sind meiner Meinung nach „normale" Krankheiten, wie z.B. Erkältung, Grippe usw. sogar sehr wichtig für unseren Körper, um angesammelte Giftstoffe zu entgiften.

Haben wir eine schlimme Krankheit, sagt uns der Körper: ,,Du hast mich lange genug vergiftet, wenn Du jetzt nichts änderst, könntest Du daran sterben". (Körper entgiften)

Selbstverständlich gibt es auch Ausnahmen, seltene Krankheitsbilder, wie z.B. schwerwiegende Erbkrankheiten.

Durch meine eigenen Erfahrungen, vielem Lesen und eigener Recherche, ist übermäßiger Kohlenhydratkonsum für nahezu alle unsere Krankheiten verantwortlich (außer Obst, Gemüse und Rohhonig).
Klar, da kommen noch andere Faktoren hinzu wie: verarbeitete Lebensmittel, Softdrinks, Medikamente, Impfungen, Alkohol, Drogen, Zigaretten, Kosmetika, Umwelteinflüsse, Pestizide, genmanipulierte Lebensmittel, Chemikalien, Strahlungen (z.B. Handy, W-LAN, GPS usw.), Mikrowellen usw.

Vor Tausenden von Jahren, als wir uns noch rein von der Natur ernährt haben, gab es in der Nahrung kaum Kohlenhydrate (nur Kräuter, Fleisch, Meeresfrüchte, Beeren, Nüsse, Hülsenfrüchte, Samen, Gemüse, Obst und Eier). Die Nahrung bestand hauptsächlich aus Eiweiß, gesunden Fetten und nur einen kleinen Teil Kohlenhydrat.
Heutzutage ist es eher andersherum und die Nahrung besteht hauptsächlich aus Kohlenhydraten und schädlichen Fetten.

Auch unser so geliebtes Obst und Gemüse ist heute nicht mehr das, was es einmal war, besonders das aus dem Supermarkt nicht, es ist weitgehend versehen mit Pestiziden und allen möglichen Spritzmitteln.
Das Obst wird zu früh geerntet und reift dann nach, allerdings kann die Frucht nur am Baum oder Strauch gegen Ende des Reifegrades seine kompletten Inhaltstoffe voll entwickeln. Heißt, Obst sollte immer voll reif und frisch vom Baum oder Strauch gegessen werden.

Ein weiteres Problem ist, dass es den Menschen heute nur noch um Geschmack und Aussehen der Früchte geht. Das bedeutet, sie werden extra so gezüchtet, dass sie dem Kundenwunsch entsprechend aussehen und oft wird sogar extra Fruchtzucker hinzugezüchtet, dass sie besonders süß schmecken. Das hat meiner Ansicht nach mit Gesundheit nichts mehr zu tun.
Am Besten sind daher Früchte von Streuobstwiesen, aus eigenem Anbau, vom Reformhaus oder wenn diese mindestens mit einem Biosiegel versehen sind.

Da eigener Anbau zugegebenermaßen nicht immer möglich ist, sollte man so regional wie möglich einkaufen, am besten bei einem Bauern.

Ich empfehle Euch auch tiefgefrorenes Obst, Gemüse, Beeren und Kräuter. Denn die werden reif geerntet und direkt schockgefrostet. Dadurch beinhalten sie im Normalfall die ganzen Inhaltsstoffe.
Achtet auch da auf das Biosiegel.

In der heutigen Zeit sind bereits viele Menschen im Kindes- und Jugendalter krank. Obwohl die Medizin immer weiter voranschreitet, werden wir insgesamt immer kränker. Das liegt einfach daran, dass wir uns nicht mehr selbst um unsere Gesundheit kümmern, sondern lieber Medikamente schlucken, uns impfen, uns ungesund ernähren und operieren lassen.

Wir könnten das alles umgehen, indem wir wieder an uns selbst denken und unsere Gesundheit selbst in die Hand nehmen, uns gesund ernähren und viel bewegen.
So lassen sich auch Arztbesuche reduzieren.

Es ist auch wichtig zu wissen, dass, wenn wir uns gesund ernähren und der Körper entgiftet ist, der Körper gegen Umwelteinflüsse, Viren, Bakterien, Sonnenstrahlen und alles Andere, was auf ihn von außen einwirkt, besser standhalten kann.
Deshalb ist in meinen Augen die Ernährung zu 95 Prozent für unsere Gesundheit zuständig.

Bitte nicht falsch verstehen, ich bin keineswegs gegen die
Schulmedizin, ich denke nur, wir verlassen uns viel zu sehr auf sie
und benutzen sie bei jeder Kleinigkeit. Das kann für unsere
Gesundheit nachteilig sein.

Ich wünsche mir, dass Schulmedizin und Naturheilkunde Hand in
Hand zusammenarbeiten. Zuerst sollte immer erst die
Naturheilmedizin angewandt werden und bei Bedarf und
selbstverständlich in Notfällen, die Schulmedizin.

Lasst Ihr Kohlenhydrate weg, also esst nur Rohkost, Fleisch aus
Weidetierhaltung, Meeresfrüchte und Eier (nicht täglich Fleisch
konsumieren, Wurst ist nicht so oft ratsam, da sie unter Hinzufügung
verschiedener Zusätze hergestellt wird), könnt Ihr bereits viele
Beschwerden verbessern und manches sogar heilen (Kohlenhydrate:
bis max. 50 Gramm am Tag).

Aus meiner Erfahrung heraus könnt Ihr auch auf reine Rohkost
gehen, das hilft mir immer am Besten, erfordert aber anfangs recht
viel Disziplin. Auch die Entgiftung ist stärker.

Ihr werdet merken, dass es Euch immer besser gehen wird:
Der körperliche und mentale Zustand, Eure körperliche Fitness, Euer
Kopf wird klarer.
Mit der Zeit können Medikamente minimiert und manchmal sogar
ganz weggelassen werden. Selbstverständlich immer in
Zusammenarbeit mit dem Arzt, der sie verordnet hat!

Ein guter Anfang ist, den Zucker wegzulassen. Keine Süßigkeiten,
keine süßen Backwaren, keine Weißmehlprodukte, keine
Softgetränke usw...

Der Einsatz von Süßstoffen (wenn man das möchte) wird sehr
kontrovers diskutiert, sie sind kalorienfrei, können aber bei längerer
Anwendung wohl zu Nebenwirkungen führen. Ein meiner Ansicht
nach recht guter Süßstoff ist Stevia, der aus der Stevia-Pflanze
gewonnen wird. Der Geschmack ist nicht ganz so wie bei Zucker

oder den chemischen Süßstoffen, aber dennoch je nach Dosierung sehr süß und auch völlig kalorienfrei. Wer nicht auf Süßigkeiten verzichten kann, sollte lieber zu Süßstoffen greifen als weiterhin Zucker zu konsumieren. Um gesund zu werden + zu bleiben ist es generell ratsam, den Konsum von Zucker und Süßstoffe zu minimieren.

Mir ist bewusst, dass das nicht immer möglich ist, auch aus Kostengründen. Aber mir ist wichtig, dass Ihr wisst, was das Beste wäre.
Sucht Euch den Weg aus, der für Euch am Besten umsetzbar ist.

Ich halte es für eine gute Sache, ein- oder zweimal im Jahr für einige Wochen eine kohlenhydratfreie Diät zu halten. Das wirkt sehr entlastend.

Mein Abschlusswort zu Krankheiten

Meiner Meinung nach sollten wir aufhören, Krankheiten generell als etwas Schlechtes anzusehen, denn sie zeigen uns, dass unser Körper überlastet ist und wir etwas für unsere Gesundheit tun sollten.
(Wie gesagt, es gibt natürlich auch Ausnahmen)

Das ist ein Thema, dass mir sehr am Herzen liegt, da ich selbst mit 16 Jahren eine starke Schwermetallvergiftung bekam und heute unter den Folgen noch sehr zu leiden habe.

Ich bekam die Vergiftung durch Amalgam in Zahnfüllungen, das innerhalb kürzester Zeit in mehrere Zähne eingebracht wurde. Am Anfang wusste ich nichts von meiner Vergiftung. Ich bemerkte nur die schleichend nachlassende Lebensfreude, wie meine Lern- und Merkfähigkeit immer mehr schwand, ich immer vergesslicher wurde, mich immer unsicherer fühlte und nichts mehr auf die Reihe bekam. Antriebs- und Lustlosigkeit nahmen stetig zu und endeten in schweren Depressionen, bis hin zu Selbstmordgedanken ...der innere Schmerz war kaum noch zu ertragen.

Dadurch musste ich mein Abitur und meine Physiotherapie Ausbildung abbrechen.
Einige Jahre später entdeckte ein Arzt diese Vergiftung und ich bekam alle Amalgam Füllungen ersetzt.
Heute kämpfe ich noch immer mit den oben beschrieben Symptomen, das Einzige, was mir hilft, ist die Ernährung.

Ich kann Euch nur sehr empfehlen, darauf zu achten, dass ihr so wenig Schwermetalle wie möglich zu Euch nehmt. Was nicht ganz einfach ist, da in so vielen Produkten Schwermetalle enthalten sind.

Beispiele: Lebensmittelverpackungen, Konservendosen, Getränkedosen, verschiedene Medikamente, Impfungen, Fisch, Alufolie, Kosmetika, Umwelteinflüsse usw.

Schwermetalle gehen direkt ins Gehirn, lagern sich dort ab und richten einen großen Schaden an. Sie zu entgiften ist mühsam und sehr zeitintensiv.

Wie Ihr gelesen habt, ist auch das Eines meiner persönlichen Themen.
Jeder, der schon einmal unter Depressionen gelitten hat, weiß, wie schlimm das ist.

Depressionen können durch verschiedene Situationen entstehen. Durch schlimme Erlebnisse, Stress, falsche Ernährung, Krankheiten, Alkohol, Gifte, Schwermetalle usw.

Die in meinen Augen gängigste Depression ist die sogenannte „Leber-Depression". Sie kommt zustande durch eine völlig überlastete Leber. Meistens durch schlechte Ernährung, Stress und natürlich zu viel Alkohol.

Wenn Ihr unter einer Depression leidet oder auch unter Antriebslosigkeit, Lustlosigkeit usw. empfehle ich Euch unbedingt eine Leber-Entgiftung (aber auch ohne Depressionen sehr sinnvoll). Das wird enorm helfen.
Und gesunde Ernährung hilft natürlich auch.

Mikronährstoffe: Vitamine, Ballaststoffe, Sekundäre Pflanzenstoffe Aminosäuren und Omega Fettsäuren.

Makronährstoffe: Kohlenhydrate, Proteine und gesundes Fett

Unverarbeitete Lebensmittel: nur Lebensmittel, die natürlich in der Natur vorkommen.

Verarbeitete Lebensmittel: alles, was hergestellt werden muss. Beispiele: Fertiggerichte, Brot, Nudeln, Süßigkeiten, Käse, Jogurt, Wurst, fertig Getränke usw. (in verarbeiteten Lebensmitteln sind viele ungesunde und versteckte Zusatzstoffe).

<u>**Meine persönliche Empfehlung:**</u>

Nehmt viel Rohkost in Form von Salaten, Kräutern (am Besten auch Wildkräuter), Obst, Gemüse, frisch gepresste Säfte und Nüsse, des Weiteren unverarbeitete Lebensmittel, wie Fleisch aus Weidehaltung, Meeresfrüchte, Hülsenfrüchte und viel Wasser zu Euch.

Nudeln und Brot z.B. werden hergestellt, sind somit verarbeitete Lebensmittel und gibt es so nicht in der Natur. Greift lieber zu z.B. Reis, Kartoffeln, Bulgur, Hirse, Quinoa, Amaranth usw.

Wenn ihr Lust auf verarbeitete Lebensmittel habt, macht sie selbst, denn da entscheidet Ihr, was darin enthalten ist.

Natürlich weiß ich, dass es schwer ist, komplett auf verarbeitete Lebensmittel zu verzichten, und dass es auch nicht immer möglich ist, etwas selbst zu machen. Versucht einfach so wenig wie es für Euch möglich ist, verarbeitete Lebensmittel zu essen.

<u>**Und auch noch sehr wichtig:**</u>

Verzichtet auf Alkohol, denn er ist hochkalorisch ...
Er hindert Euch am Abnehmen und ist natürlich auch für die
Gesundheit schlecht, auch wenn man ihn sich oft schön redet ...

Vor allem ist Alkohol ein Zellgift. Der Körper reduziert viele
Körperfunktionen, bis er abgebaut ist (**je nach Menge bis zu vier
Tagen !!!**). Die Immunabwehr und der Fettabbau zum Beispiel
leiden sehr darunter.

Auf Soft-, Energydrinks und zuckerhaltige Getränke weitgehend
verzichten. Wichtig ist viel Wasser zu trinken.

Was bedeutet viel Wasser zu trinken?

Überall steht 2-3 Liter Wasser am Tag. Aber jeder Mensch ist
natürlich anders und deshalb finde ich, sollte das Ganze auf unsere
individuellen Körper abgestimmt sein. Wenn ihr frisch gepresste
Säfte trinkt, könnt ihr das natürlich mit einrechnen. Wichtig:
Versucht Säfte aus dem Supermarkt zu vermeiden, denn die sind
erhitzt, enthalten Zuckerzusätze, Geschmacksverstärker usw. und
sind schlichtweg ungesund.

Dazu die Formel.
Meiner Erfahrung nach **30 – 40 ml Wasser auf 1 Kg Körpergewicht.**
Beim Training: Zusätzlich 0,5L Wasser pro Stunde (das sind nur
Richtwerte. Habt Ihr mehr Durst, dann trinkt auch mehr).

Ich empfehle 40 ml Wasser auf 1 KG Körpergewicht. Es ist immer
besser, etwas mehr zu trinken als zu wenig.

In meinem Beispiel:
40 ml x 65 kg = 2600 ml Wasser am Tag + 0,5 l an einem
Trainingstag.

Ihr könnt das leicht kontrollieren. Ist Euer Urin gelb, trinkt mehr. Je
dunkler der Urin ist, desto dehydrierter seid ihr. Euren optimalen
Trinkwert habt ihr erreicht, sobald der Urin aussieht, wie reines
Wasser.

Wasser ist unser Lebenselixier. Der Körper besteht bei einem
Erwachsenen aus etwa 70 Prozent Wasser und ist für die meisten
Körperfunktionen unverzichtbar. Das heißt, wenn wir zu wenig
trinken, sind viele unserer Körperfunktionen nicht mehr voll bzw.
ausreichend funktionsfähig. Was dann auch unser Abnehmen stark
beeinflusst.

Um die perfekte Kontrolle über die Kalorienzufuhr zu bekommen, ist es sinnvoll, Kalorien zu zählen und uns regelmäßig zu wiegen (einmal die Woche reicht).

Klar, Ihr könnt auch einfach Eure Portionen halbieren oder Intervallfasten, aber mir geht es darum, nicht nur abzunehmen, sondern auch einen Weg zu finden, nachdem Ihr Eurer Zielgewicht erreicht habt, Euer Gewicht zu halten und nicht wieder in einen JoJo Effekt zu geratet. Da hilft uns das Kalorien zählen, da Ihr dann genau wisst, was Ihr zu Euch nehmen könnt.

Ich weiß, dass ist am Anfang nervig aber Ihr gewöhnt Euch schnell dran. Es ist auch nicht für immer, sondern nur so lange, bis Ihr ein Gefühl dafür habt, was Ihr zu Euch nehmen könnt.
Dadurch lernt Ihr auch Eure richtigen Portionsgrößen einzuschätzen.

Heutzutage ist es auch recht einfach, denn auf allen Lebensmitteln, die wir kaufen, ist eine Kalorienangabe auf der Verpackung angegeben oder man findet im Internet zu jedem Produkt Informationen.

Dazu brauchen wir:

Eine **Handy App** (ich verwende die FDDB-App. Die ist sehr einfach gehalten und hat eine große Kalorien Datenbank. Ist ein Produkt nicht vorhanden, können wir selbst Produkte hinzufügen),

Eine **Personenwaage,** am besten mit App, zur besseren Kontrolle (wichtig beim Wiegen: immer nach dem Aufstehen, nach dem Toilettengang und ohne Kleidung, damit wir für jedes Wiegen die gleichen Ausgangsvoraussetzungen haben). Einmal die Woche reicht völlig aus, sich zu wiegen, denn wenn Ihr Euch jeden Tag wiegt, werdet Ihr mal schwerer und mal leichter sein. Das kann abschrecken und demotivierend wirken. Wenn Euch das nichts ausmacht, könnt ihr euch natürlich auch jeden Tag wiegen,

Eine **Lebensmittelwaage,** um die einzelnen Lebensmittel zu wiegen

und wer möchte, eine **Caliper Zange**. Mit dieser kann man den genauen Fettgehalt im Körper messen. Da wird an verschiedenen Körperstellen die Dicke einer Hautfalte gemessen. Hierüber gibt es ausreichend Internetseiten, die die genauen Messpunkte anzeigen. Wir können dort unsere eigenen Daten eingeben und unseren Fettgehalt ausrechnen lassen.

Die Digitalwaagen zeigen uns zwar auch meistens den Fettgehalt an, aber das ist sehr ungenau. Mit dem Caliper können wir das sehr gut bestimmen und sehen genau die Prozentangabe, wieviel Fett wir verlieren.
Bevor Ihr anfangt abzunehmen macht eine Messung und schreibt diese auf.
Ihr könnt die Messung so oft machen, wie ihr wollt, aber ich denke so alle 2 - 4 Wochen reicht aus.

Oft ist es auch so, dass die Waage keinen Gewichtsunterschied oder sogar mehr Gewicht anzeigt, da wir vielleicht mit Sport angefangen haben, uns mehr bewegen und unsere Muskelmasse zunimmt.

Muskulatur ist schwerer als Fett und mit dem Caliper können wir schauen, ob wir weiterhin Fett abnehmen.

Natürlich hilft uns auch unser Spiegelbild, Kleidung die weiter wird und Freunde, bemerken, dass wir abgenommen haben.

Wir wissen es immer dann, wenn wir abnehmen, aber es gibt auch Formeln, die uns kontrolliert beim Abnehmen helfen.

Wenn Ihr Euren Gesamtumsatz errechnet habt (erkläre ich im nächsten Schritt), könnt Ihr Euch überlegen, wie viel ihr pro Woche abnehmen wollt.

Ein Richtwert: **1 Kg Körperfett sind etwa 7000 Kcal**

Bedeutet: wenn ihr 1 Kg die Woche abnehmen wollt, müsst Ihr am Tag von Eurem Gesamtumsatz 1000 Kcal abziehen.
Oder wenn ihr 0,5 Kg die Woche abnehmen wollt, müsst Ihr am Tag von Eurem Gesamtumsatz 500 Kcal abziehen.

In meinem Beispiel:

Mein errechneter Gesamtumsatz beträgt **2449 Kcal**. Um 1 Kg in der Woche abzunehmen, muss ich davon 1000 Kcal abziehen. Heißt, ich darf 1449 Kcal am Tag essen.
Bei 0,5 Kg abnehmen pro Woche wären es dann 1949 Kcal (2449 Kcal - 500 Kcal) die ich am Tag essen darf.

Gesamtumsatz errechnen. Dafür brauchen wir:
1. den Grundumsatz
2. den Pal-Wert

<u>Begriffserklärung</u>

Gesamtumsatz: Die Kalorienzufuhr, die wir am Tag
                  brauchen, um weder ab noch zu
                  zunehmen

Grundumsatz: Was unser Körper verbraucht, auf das wir
                  keinen Einfluss haben z.B.
                  Organfunktionen, Stoffwechsel usw.

Pal-Wert: Körperliches Aktivitätsniveau (Arbeit,
                  Schlaf, Freizeit, Sport)

1. Grundumsatz

Formel:
Männer: **1,0 Kcal x Kg Körpergewicht x 24 Stunden**
Frauen: **0,9 Kcal x Kg Körpergewicht x 24 Stunden**

Ein Beispiel von mir:
1,0 Kcal x 65 Kg x 24 Stunden = 1,0 x 65 x 24 = **1560 Kcal**

Jetzt haben wir unseren Grundumsatz errechnet. Bei mir sind es
etwa 1560 Kcal, die mein Körper mindestens verbraucht.
Man sollte schauen, dass man über seinem Grundumsatz bleibt,
damit die wichtigsten Körperfunktionen genug versorgt sind.

Allerdings kann man gerade am Anfang auch darunter gehen, um
spürbar abnehmen zu können. Der Körper hat erst einmal genug
Reserven, auf die er zugreifen kann, es sollte nur kein Dauerzustand
sein. Das merkt ihr daran, wenn Ihr dauerhaft schlapp und träge
seid.

Fasten oder Interwallfasten sind auch ab und zu sinnvoll zum
Abnehmen. Auch für unsere Gesundheit, da entgiftend und
entschlackend. Ich bin ein großer Anhänger des Fastens. Aber das ist
ein anderes Thema, auf das ich zu einem späteren Zeitpunkt weiter
eingehen werde (Seite 50).

2. Der Pal-Wert

Formel:

Pal-Wert: (Pal-Arbeit + Pal-Freizeit + Pal-Schlaf + Pal-Sport) : 24

Tabelle

Belastung	Pal-Wert
Schlaf	0,95
Ausschließlich sitzende/liegende Lebensweise (Schreibtischarbeit, Alter)	1,2
Ausschließlich sitzende Tätigkeit und wenig körperliche Aktivität	1,4-1,5
Sitzende Tätigkeit, zusätzlicher Energieaufwand für kurze stehende Tätigkeiten (Kraftfahrer, Fließbandarbeiter)	1,6-1,7
Überwiegend stehende/gehende Tätigkeiten (Hausarbeit, Verkäufer, Handwerker)	1,8-1,9
Körperlich anstrengende Tätigkeit (Bauarbeiter, Leistungssport, Landwirtschaft)	2,0-2,4

Jetzt anhand der Tabelle für jeden einzelnen Pal-Wert, den Wert mit Euren Stunden malnehmen.
24 Stunden müssen verplant werden.

<u>In meinem Beispiel:</u>

Pal-Arbeit: die Spalte 5 trifft auf mich zu und ich arbeite 8
Stunden   **1,9 x 8 = 15,2**

Pal-Freizeit: die Spalte 4 trifft auf mich zu und ich habe 8
Stunden Freizeit   **1,7 x 8 = 13,6**

Pal-Schlaf: die Spalte 1 trifft auf mich zu und ich schlafe 7
Stunden   **0,95x 7 = 6,65**

Pal-Sport: die Spalte 6 trifft auf mich zu und ich trainiere ca. 1
Stunde   **2,2 x 1 = 2,2**

<u>Pal-Wert:</u> (Pal-Arbeit + Pal-Freizeit + Pal-Schlaf + Pal-Sport): 24

(15,2 + 13,6 + 6,65 + 2,2):24 = **1,57 Pal-Wert**

Jetzt können wir unseren Gesamtumsatz berechnen.

Formel:
<u>Gesamtumsatz:</u> Grundumsatz x Pal-Wert
In meinem Beispiel: 1560 x 1,57 = **2449 Kcal**

Der ermittelte Wert sind meine etwa gesamt Kcal, die ich am Tag essen darf, ohne zu- oder abzunehmen, alles darunter ist ein Kaloriendefizit.
Natürlich schwanken diese Werte, da nicht jeder Tag gleich ist und jeder Mensch anders ist. Es ist lediglich ein Richtwert.
Jetzt könnt Ihr entscheiden, in welcher Geschwindigkeit Ihr abnehmen wollt.
Je höher euer Kaloriendefizit ist, desto schneller nehmt Ihr ab.

Ihr müsst nicht jeden Tag Eure Kcal ganz genau einhalten, es ist sogar gut, wenn ihr unterschiedlich esst, damit sich der Körper nicht daran gewöhnen kann. Wichtig ist, dass Eure Wochenbilanz nicht höher ausfällt.

In meinen Fall beim Abnehmen (1 Kg pro Woche)
2449 Kcal - 1000 Kcal
1449 Kcal x 7 Tage = 10143 Kcal pro Woche.

Jetzt könnt Ihr es aufteilen, wie Ihr wollt, an dem einen Tag könnt Ihr mehr essen und an einem anderen Tag weniger.
Wichtig ist, dass Ihr nicht über Euren errechneten Wert kommt, damit Ihr weiter abnehmt.

Das gleiche gilt auch, wenn Ihr Euer Wunschgewicht erreicht habt.
Dann nehmt Ihr Euren Gesamtumsatz, nehmt den x 7 für jeden Tag, dann wisst Ihr, was Ihr in der Woche essen dürft, um nicht zu zunehmen.

Den Gesamtumsatz so wie oben errechnet x 7 Tage
2449 Kcal x 7 Tage = 17143 Kcal

Auch hier könnt Ihr es aufteilen, wie Ihr wollt, an dem einen Tag könnt Ihr mehr essen und an einem anderen Tag weniger.
Ihr dürft Eure errechnete Zahl nicht überschreiten, da Ihr nicht zunehmen möchtet.

Wichtig ist noch, dass Ihr in regelmäßigen Abständen (ca. in 5 Kg Schritten) bei der Gewichtsabnahme Euren Gesamtumsatz neu berechnet. Denn Ihr seid leichter geworden und die Kcal Zufuhr verändert sich natürlich auch.

Was Ihr auch machen könnt, nehmt Euer gewünschtes Zielgewicht, rechnet Euch mit dem Zielgewicht den Gesamtumsatz aus und nutzt den errechneten Wert für Eure Kcal Zufuhr. Ihr solltet dann abnehmen und etwa bei Eurem Wunschgewicht stehen bleiben.
Dann habt Ihr den Vorteil, dass Ihr von Anfang an lernt, wie Ihr Euch nach dem Abnehmen ernähren solltet und wie Eure Portionsgröße aussehen sollte.

Mikronährstoff Aufteilung zum Abnehmen (erhöhte Proteinzufuhr um keine Muskulatur zu verlieren).

Protein: **Körpergewicht x 2,2 x 4 (erhöhte Proteinzufuhr, um keine Muskulatur abzubauen)**

Fett: **15 - 20 Prozent der Gesamtkalorienmenge (gesundes Fett)**

Kohlenhydrate: **der Rest (bei normaler Ernährung)** Wenn ihr auf Kohlenhydrate verzichten wollt, maximal auf 50 Gramm Kohlenhydrate gehen und den Rest zum Fett hinzufügen.

An meinem Beispiel:
(beim Abnehmen gehe ich auf maximal 1800 Kcal)
Am Ende müssen die Kcal durch den Brennwert geteilt werden, um auf Gramm zu kommen.
(Protein: 1g = 4 Kcal, Fett: 1g = 9 Kcal, Kohlenhydrate: 1g = 4 Kcal)

Protein:	65 kg x 2,2g x 4 =	**572 Kcal**
in Gramm:	572 : 4 =	**143g**
Fett:	0,2 x 1800 Kcal =	**360 Kcal**
in Gramm:	360 : 9 =	**40g**
Kohlenhydrate:	1800 Kcal – 572 Kcal - 360 Kcal =	**868 Kcal**
in Gramm:	868 : 4 =	**217g**

Jetzt könnt Ihr alles selbst berechnen. Wer keine Lust hat, sich das selber auszurechnen, benutzt eine App, die das für Euch übernimmt. Allerdings finde ich es besser, die Rechnung selbst durchzuführen und das Ergebnis selbst in die App einzutragen.

Nur um abzunehmen, braucht ihr diese Nährstoffaufteilung nicht. Allerdings ist es sinnvoll die Eiweißmenge einzuhalten, um keine Muskulatur zu verlieren. Habt ihr mehr Muskulatur aufgebaut ist der Grundumsatz höher und das bedeutet mehr Kalorienverbrauch in der Ruhephase.

Es ist natürlich Eure Entscheidung, wie Ihr das machen möchtet.

1. Leberentgiftung

Die Leber hat einen hohen Einfluss auf unseren Fettabbau.
Funktioniert sie nicht richtig oder ist verfettet, kann sie nicht richtig
arbeiten und kann kein Fett abbauen. Wir nehmen schlecht ab.
Mir hat es sehr gut geholfen.
Sucht im Internet einfach nach „Leber Formel" oder „Leber
Entgiftung", da bekommt Ihr gute Produkte angezeigt.

<u>Oft enthaltene Inhaltsstoffe:</u> Artischocke, Löwenzahn, Ingwer,
Cholin, Mariendistel.

2. Darmreinigung

Funktioniert der Darm nicht richtig, können die wichtigen Nährstoffe
nicht aufgenommen und bearbeitet werden. Da könnt ihr im
Internet nach einer Darmreinigung suchen. Es gibt eine gute mit
Cogelin, Parabalance und MSM aber auch verschiedene andere, je
nachdem, bei welcher man ein gutes individuelles Gefühl hat.
Ich empfehle Jedem, eine Darmreinigung zu machen, denn etwa 80
Prozent unseres Immunsystems hängt vom Darm ab.

3. Beim Abnehmen ist es sehr von Vorteil, schlau vorzugehen, um
nicht auf Alles verzichten zu müssen.

3.1. Voluminöses Essen

Bedeutet: **Esst Lebensmittel, die viel Platz im Magen wegnehmen
aber nicht viel Kalorien haben.**
Zum Beispiel Salat (Feldsalat 100 g haben 18 Kcal), davon könnt Ihr
Mengen essen und es hat kaum Kalorien. Während ein kleines Stück
Käse (Gouda 100 g hat 364 Kcal) schon sehr viel Kalorien hat.
Rohkost hat generell wenig Kalorien und meistens viel Volumen.
Deshalb esst viel Rohkost zu jeder Mahlzeit. Das ist sehr gesund und
füllt schneller den Magen.

3.2. Schaut Euch alle Lebensmittel genau an die ihr gerne esst und vergleicht die Kcal.
Nehmt die Lebensmittel, die wenig Kcal haben.

Ein Beispiel für Kohlenhydrate: Spaghetti haben auf 100 Gramm ca. 330 Kcal während Kartoffeln auf 100 Gramm nur ca. 75 Kcal haben.

4. Lebensmittelunverträglichkeitstest

Viele gesundheitliche Beschwerden kommen durch Lebensmittel, die wir nicht vertragen. Durch so einen Test sehen wir genau, welche Lebensmittel wir gut vertragen und welche nicht. So können wir unsere Ernährung anhand des Ergebnisses anpassen und dadurch eventuelle Beschwerden vielleicht schon lindern.

5. Wildkräuter

5. Wildkräuter sind sehr kraftvoll, da sie nicht industriell angebaut und ungespritzt sind. Sie wachsen genau an den Stellen, die für sie eine jeweils optimale Bodenzusammensetzung enthält und haben somit die bestmögliche Vitamin- und Mineralienzusammenstellung. Informiert Euch vorher welche Kräuter essbar sind und pflückt Euch beim nächsten Spaziergang einfach ein Paar Kräuter und macht z.B. ein Smoothie daraus. Sie sind nicht besonders schmackhaft, oft auch bitter, aber unglaublich gesund und geben einen richtigen Energieschub. Am Besten mit etwas Obstbeigabe für die Süße oder streut ein paar Wildkräuter über den Salat.

Hier einige Beispiele essbarer Wildkräuter:
Giersch, Löwenzahn, Vogelmiere, Brennnessel, Taubnessel, Gänseblümchen, Knoblauchrauke, Echte Nelkenwurz, Spitz- und Breitwegerich, Schafgarbe, Bärlauch, Kamille …

6. Fluoride

Es ist sinnvoll, Fluorid (Zahnpasta, Mundwasser, die Behandlung
beim Zahnarzt mit Fluorid haltigen Stoffen, Leitungswasser, usw.) zu
vermeiden. Fluorid verkalkt die Zierbeldrüse.
Die Zierbeldrüse ist unteranderem für die Ausschüttung von
Melatonin verantwortlich, für unsere Intuition und auch für unseren
Gemütszustand.
Melatonin regelt unseren Schlafrhythmus.
Wenn ihr unter Schlafstörungen leidet, ist es sinnvoll Fluorid aus
Eurem Leben zu streichen.

Ich empfehle, beschäftigt Euch generell mal mit dem Thema Fluorid.

7. Kosmetika

Gebt nur Produkte auf die Haut, die Ihr auch essen würdet. Die Haut
ist unser größtes Organ. Alles, was Ihr Euch auf die Haut bringt, wird
von der Haut aufgenommen und landet im Körper und muss von der
Leber und den Nieren eventuell ausgeschieden werden. In den
meisten Kosmetika sind viele zweifelhafte Stoffe enthalten, schon
allein deshalb, um sie haltbar zu machen.

8. Sonnenschutzmittel

Sonnenschutzmittel, wie sie in Geschäften und Drogerien verkauft
werden, enthalten eine Vielzahl an Zusatzstoffen, was, wenn sie zu
oft auf die gesamte Hautoberfläche aufgetragen werden, meiner
Ansicht nach bestimmt nicht gesund sein können ...

Da durch Sonneneinstrahlung auf den Körper Vitamin D generiert
wird, das für unseren Körper sehr wichtig ist, habe ich mich schon
immer gefragt, wie das dann gehen soll ...
und ist die Sonne so 'böse', dass man sich lückenlos mit Chemie
einschmieren muss???

Da ich damals sowieso auf dem ‚Ernährungstrip' war, begann ich zu
experimentieren und durfte feststellen, dass ich kaum noch
Sonnenschutz brauchte, nachdem ich schon eine Zeit lang erhitztes
Kohlehydrat (Brot, Kuchen, Nudeln usw.) vermieden hatte. In

meinen Rohkostzeiten sogar überhaupt keinen Sonnenschutz mehr brauchte.

Für Diejenigen, die sich herkömmlich ernähren und nicht auf Sonnenschutzmittel verzichten können, gebe ich den Tipp:

Cremt Euch nicht sofort mit Sonnenschutzmitteln ein, sondern erst nach einiger Zeit, damit ihr wenigstens etwas Sonne und Vitamin D abbekommt. Da müsst ihr etwas experimentieren, wann der beste Zeitpunkt ist, oder zieht Euch einfach ein T-Shirt über.

9. Ausreichend Schlaf
Schlaf ist für unseren Körper sehr wichtig, um zu erholen und um zu heilen.

Im Internet stehen immer irgendwelche Zahlen wie lange man schlafen sollte, um richtig zu erholen, aber ich denke, da alle Menschen unterschiedlich sind, sollte das jeder für sich selbst herausfinden.

Ich z.B. bin am ausgeruhtesten und am fittesten, wenn ich sieben Stunden schlafe. Allerdings arbeite ich Schicht und dadurch ist es mit dem Schlaf oft unterschiedlich.

Ernährungsplan

Es gibt aus meiner Erfahrung mehrere Möglichkeiten, wie Ihr Eure Ernährung gestalten könnt.

1.   Einen festen Ernährungsplan
2.   Einen spontanen Ernährungsplan

1. Einen festen Ernährungsplan erstellen

Dazu schreibt Ihr Euch erst einmal auf, was Euch wichtig ist, was Ihr am Tag essen wollt.

Verteilt das dann auf Eure Mahlzeiten (Frühstück, Mittagessen und Abendessen) oder auch mehr oder weniger Mahlzeiten, wie es für Euch am Besten passt (ich esse z.B. maximal 2 Mahlzeiten am Tag, eher sogar nur 1 große Mahlzeit).

Kurz etwas zum Frühstück:
Es wird immer behauptet, dass das Frühstück die wichtigste Mahlzeit ist. Dies trifft für mich nicht zu. Das war lediglich ein Werbeslogan von Kelloggs im Jahre 1917 und das hat sich bei den Menschen im Kopf verankert. Wenn ihr nicht auf Frühstück verzichten wollt, esst am Besten leichte und basische Kost.
Ich persönlich frühstücke nicht und fühle mich sehr gut damit.

Dann schaut Euch bei jedem Artikel die Kcal Anzahl an (im Internet, auf der Verpackung oder in einer App) und schreibt das auf.

Durch die errechnete Kcal Zufuhr und die Nährstoff Aufteilung, die Ihr am Tag zu Euch nehmt, könnt Ihr jetzt genau ausrechnen, wieviel zu welcher Mahlzeit gegessen werden kann.

Das ist am Anfang erstmal nicht so einfach, bis die richtige
Aufteilung für jede Mahlzeit gefunden ist.

Ihr könnt für jeden Tag denselben Plan machen oder Ihr variiert
täglich oder evtl. auch wöchentlich...

2. Einen spontanen Ernährungsplan erstellen

Ihr könnt spontan essen was Ihr wollt und das schriftlich (oder in
einer App) festhalten, damit Ihr seht, wann Eure Kcal Grenze
erreicht ist.

Nachteil an dieser Methode ist, wenn Eure Kcal Grenze erreicht ist,
dürft ihr nichts mehr essen.

Vorteil ist, wenn Ihr noch Kcal übrig habt, dürft ihr noch eine
Mahlzeit einfügen.

Diese Methode empfehle ich, wenn Ihr bereits geübt seid und wisst,
was Ihr zu Euch nehmen könnt.

Generell empfehle ich, beschäftigt Euch mit den Kcal der einzelnen
Lebensmittel, damit Ihr ein Gefühl dafür bekommt und vergleicht
die unterschiedlichen Lebensmittel miteinander, denn oft kann man
mit leichten Kniffen viele Kcal sparen (siehe das oben genannte
Beispiel, Kartoffeln und Nudeln).

Versucht, so lange wie möglich ohne Cheat Day auszukommen, umso besser sind Eure Ergebnisse und umso stolzer seid Ihr auf Euch selbst.

Wenn Ihr es nicht mehr aushaltet und einen Cheat Day macht, versucht es mit einem anderen Tag mit der Kalorienzufuhr wieder auszugleichen, damit Ihr Eure Wochenbilanz nicht überschreitet.

Ihr könnt auch zum Beispiel Eure Kalorienzufuhr für alle anderen Tage in der Woche niedriger halten, um immer einen Tag die Woche zu haben wo Ihr essen könnt was Ihr möchtet und worauf Ihr Lust habt.

Wenn es Euch generell zu viel wird, könnt Ihr auch mal eine Abnehmpause einlegen. Da ist nur wichtig, dass Ihr nicht über Euren Gesamtumsatz kommt. Sonst nehmt Ihr wieder zu, Euer aktueller Erfolg wird wieder kaputt gemacht, Ihr ärgert Euch dann nur über Euch selbst und fühlt Euch schlecht.

Ich mache es aktuell so, da ich mein Wunschgewicht erreicht habe, bleibe ich unter der Woche in einem Kaloriendefizit und am Wochenende esse ich, worauf ich Lust habe. Und falls ich unter der Woche doch mal mehr esse, zum Beispiel, wenn ich zum Essen eingeladen bin oder eine Feier ist, nehme ich einen Tag vom Wochenende weg.

An Feiertagen, wie zum Beispiel Weihnachten, an denen ich viele Tage hintereinander mehr esse und dadurch auch wieder zunehme, gehe ich nach den Feiertagen wieder so lange in Kaloriendefizit, bis ich wieder auf meinem Gewicht bin. Das dauert meistens eine Woche, dann bin ich wieder in meinem Normbereich.

Heißhunger

Eine der wichtigsten Themen ist Heißhunger, denn der ist meistens dafür verantwortlich, dass wir an unserer Diät scheitern.

Für mich gibt es 3 Methoden, die gut funktionieren.

1. Kaloriendefizit minimieren
2. Auf Kohlehydrat verzichten
3. Auf den Glykämischen Index achten

1. Kaloriendefizit minimieren

Gerade am Anfang einer Diät ist man meistens hoch motiviert und setzt das Kaloriendefizit etwas zu hoch an.
Wenn Ihr merkt, es wird Euch zu viel mit dem Heißhunger, dann macht kleinere Kaloriendefizite (300 Kcal-500 Kcal).

2. Auf Kohlenhydrate verzichten

Das ist für mich der effektivste und einfachste Weg.

Zuerst sollte man wissen, dass der Körper immer zuerst Kohlenhydrate verbrennt, bevor er in die Fettverbrennung geht.
Der Vorteil liegt auf der Hand, nehmen wir keine Kohlenhydrate zu uns, muss der Körper konstant in die Fettverbrennung gehen.
Was hat das jetzt mit Heißhunger zu tun?

Wenn wir Kohlehydrate zu uns nehmen, steigt unser Blutzuckerspiegel und es muss Insulin ausgeschüttet werden. Es gibt Kohlenhydrate, die unseren Blutzuckerspiegel schnell ansteigen lassen und welche, die ihn langsam ansteigen lassen. Wenn wir viele Lebensmittel zu uns nehmen, die den Blutzuckerspiegel schnell ansteigen lassen (alles, was Zucker enthält, Soft Getränke, Fertiggerichte, Gebäck, Weißbrot, usw.) wird mehr Insulin ausgeschüttet, um den Zucker zu verarbeiten. Der Blutzuckerspiegel fällt dann auch recht schnell wieder ab, der Körper will dann die Zuckervorräte möglichst schnell wieder auffüllen, und an diesem Punkt bekommen wir Hunger. Es gibt auch kohlenhydrathaltige Lebensmittel die den Blutzuckerspiegel langsam ansteigen lassen. Dazu beim Thema Glykämischen Index mehr.

Lassen wir die Kohlenhydrate weg, bleibt der Blutzuckerspiegel immer gleich und wir bekommen keinen Heißhunger. Mit dieser Methode ist es mir am Einfachsten gefallen.

Natürlich können wir nicht ganz auf Kohlehydrate verzichten, da in vielen Lebensmitteln Kohlenhydrate enthalten sind. Schaut einfach, dass ihr nicht über **50 Gramm am Tag** Kohlenhydrate kommt.

Meine Ernährung in der kohlenhydratfreien Zeit:
Ich habe mich hauptsächlich von Rohkost (Salat, Gemüse und Obst) und von gekochtem Gemüse, Fleisch und Eiern ernährt.

Wer nicht auf Kohlehydrate verzichten kann, sollte schauen, dass man nur Kohlehydrate zu sich nimmt, die den Blutzuckerspiegel langsam ansteigen lassen.
Dazu gibt es genug Infos im Internet, einfach nach Nahrungsmitteln mit Glykämischen Index googlen.

GI-Werte:

Niedriger GI:	ein Wert, kleiner als 50
Mittlerer GI:	ein Wert, zwischen 50 und 70
Hoher GI:	ein Wert, der höher ist als 70

Lebensmittel mit Werten die kleiner als 50 sind, lassen den Blutzuckerspiegel langsam ansteigen und sind somit interessant für unsere Diät.

Diese Werte allein reichen allerdings nicht aus, da die **Kohlenhydratdichte** nicht im GI (Glykämischer Index) enthalten ist. Es gibt auch Lebensmittel mit einem hohen GI die wir dennoch essen können.

Dies ist die Glykämische Last (GL).

Ein Beispiel: Möhren und Baguette haben ca. den gleichen GI, allerdings ist die Kohlenhydrat Dichte bei beiden Lebensmitteln völlig unterschiedlich.

Möhre:	GI ca. 70	Kohlenhydrate 9 g auf 100 g
Baguette:	GI ca. 70	Kohlenhydrate 51 g auf 100 g

Das bedeutet, dass z.B. bei einer Möhre auf 100 Gramm, viel weniger Kohlenhydrat drin ist als bei einem Baguette.

Dazu können wir uns die Glykämische Last (GL) ausrechnen.
Formel:
GI (Glykämischer Index) x Kohlenhydrat: 100

<u>Beispiel:</u>
Möhre: 70 (GI) x   9 (Kohlenhydrat auf 100g) : 100 =   6,3 (GL)
Baguette: 70 (GI) x 51 (Kohlenhydrat auf 100g) : 100 = 35,7 (GL)

<u>GL-Werte:</u>
Niedriger GL: ein Wert bis 10
Mittlerer GL: ein Wert von 11-19
Hocher GL: ein Wert von über 19

Wie ihr seht, hat die Möhre einen Wert von unter 10 und kann somit unbedenklich gegessen werden ohne dass der Blutzuckerspiegel schnell ansteigt, obwohl sie einen Glykämischen Index von ca. 70 hat.

Hingegen das Baguette hat einen GL von über 30 und lässt den Blutzuckerspiegel somit sehr schnell ansteigen. Das sollten wir vermeiden, um keinen Heißhunger zu bekommen.
Wie ihr seht, reicht der Glykämische Index (GI) nicht aus, sondern wir brauchen auch die Glykämische Last (GL).
Im Internet gibt es viele Listen und zu jedem Lebensmittel Informationen.

Stress ist eine sehr gute Funktion, um bedrohliche und schlimme
Situationen zu meistern.
Zum Beispiel:
Wir werden angegriffen, der Körper schaltet auf Verteidigungs- oder
Fluchtmodus und schaltet alle für den Moment unwichtigen
Körperfunktionen weg.

Dann gibt es zwei Möglichkeiten, entweder wir verteidigen uns oder
wir flüchten.

Wenn wir eines von beidem geschafft haben, haben wir ein
Glücksgefühl, da wir die Situation heil überstanden haben und
dadurch wird das Stresshormon (Cortisol) wieder abgebaut.

So ist es von der Natur aus vorgesehen, dass eine Stress Situation
nur für einen Moment anhält.

Heutzutage sieht es allerdings völlig anders aus. Wir befinden uns
oft im Dauerstress durch unseren Beruf, Familie, Freunde, Handys,
Fernsehen, Ernährung und vieles Andere ... und kommen von
diesem Stresslevel nur noch sehr schwierig und bedingt herunter.

Dauerstress ist für unseren Körper Gift und wir müssen schauen,
dass wir unsere Stresslevel reduzieren, am Besten minimieren.

Vor allem blockiert das Stresshormon Cortisol unseren Testosteron
Spiegel. Testosteron ist für unsere Fitness, Muskulatur,
Fettverbrennung, Knochenwachstum und Sexualfunktionen sehr
wichtig. Das gilt übrigens auch für die Frau.

Wir müssen schauen, wie wir unsere Stresslevel (Cortisol) minimieren können.
Heutzutage nehmen wir leider sehr oft die falschen Mittel dafür, nämlich Alkohol und Drogen.

Bei mir war es der Alkohol, der mich immer runtergebracht hat. Das ist der falsche Weg und ruiniert den Körper. Jetzt trinke ich keinen Alkohol mehr und der Unterschied zu vorher ist im geistigen und körperlichen Wohlbefinden immens.

Stress minimieren

- Handy weglegen
- Ausreichend Schlaf
- Kein Fernsehen
- Situationen verändern, die uns Stress bereiten
- Sport
- Entspannung
- Massage
- Meditieren
- **Sauna** (einer der besten Stress Senker und zusätzlich hilft es uns bei der Entgiftung des Körpers. Geht so oft wie ihr könnt in die Sauna)
- Fahrt ans Meer
- Yoga
- Spaziergänge im Wald (sehr zu empfehlen)
- In die Natur gehen
- Alles, was einen beruhigt

Ich empfehle zusätzlich Vitamin B5 (Pantothensäure) einzunehmen, dass hilft auch den Cortisolspiegel zu senken.

Sucht Euch etwas aus, das Euch guttut und Euren Stresslevel niedrig hält, so dass Ihr auf Alkohol und Drogen verzichten könnt.

Jetzt noch etwas zum Thema Fasten

Alles, was ich Euch über das Thema Fasten erzähle, kommt aus meiner eigenen Erfahrung.
Das Fasten hat mir gesundheitlich sehr geholfen und ich kann es Euch wirklich sehr empfehlen.

Fasten ist absolut hervorragend für unsere Gesundheit. Es entgiftet und hilft uns beim Abnehmen.

Was genau physiologisch beim Fasten im Körper passiert, wusste ich damals noch nicht. Darüber habe ich mich erst später informiert und werde es Euch hier kurz darlegen:

Was passiert beim Fasten

Die ersten 12 Stunden: Verdauung und Insulin
In den ersten 12 Stunden ist der Körper hauptsächlich mit der Verdauung der vorherigen Mahlzeit beschäftigt. Die Nahrung gelangt vom Magen in den Darm und wird dort verarbeitet. Während dieser Zeit sinkt auch der Insulinspiegel. Insulin ist ein Hormon, das hilft, den Blutzuckerspiegel zu regulieren. Nach dem Essen steigt der Insulinspiegel, um den Zellen bei der Aufnahme von Glukose aus dem Blut zu helfen. Wenn wir nicht essen, sinkt der Insulinspiegel und der Körper beginnt, gespeicherte Ressourcen zu nutzen.

Nach 14–16 Stunden: Geistige Klarheit und Ketone

Nach etwa 14–16 Stunden erleben die Menschen oft eine geistige Klarheit. Dieser Effekt wird durch die Umverteilung der Energie im Körper verursacht. Sobald der Verdauungsprozess abgeschlossen ist, steht die zuvor für die Verdauung verwendete Energie nun für andere Prozesse, einschließlich des Gehirns, zur Verfügung. Das Gehirn ist das energieintensivste Organ. Außerdem beginnt etwa zu dieser Zeit die Ketonproduktion. Ketone sind Substanzen, die beim Fettabbau entstehen und als alternative Energiequelle für das Gehirn dienen können.

Nach 16-17 Stunden: Autophagie und gegenregulatorische Hormone

Etwa zwischen 16 und 17 Stunden beginnt die Autophagie. Autophagie ist der Prozess, bei dem der Körper beschädigte oder funktionsgestörte Zellen „frisst" und sich so von Abfallprodukten reinigt. Dieser Prozess ist sehr wichtig für die Zellgesundheit und kann helfen, verschiedene Krankheiten zu verhindern.
Parallel zur Autophagie werden auch gegenregulatorische Hormone wie Cortisol, Glucagon und Wachstumshormone aktiviert. Diese Hormone helfen dem Körper, Energie zu gewinnen und einen normalen Blutzuckerspiegel aufrechtzuerhalten. Diese Hormone können das Energieniveau steigern und die Konzentration verbessern.

Nach 24 Stunden: Regeneration des Darmtraktes

Nach 24 Stunden kommt es im Körper zu einer Regeneration des Darms. Während dieser Zeit hat sich der Darmtrakt vom Verdauungsprozess erholt und der Körper kann sich auf seine Genesung konzentrieren. Dieser Prozess kann dazu beitragen, die Darmgesundheit zu verbessern.

Nach 36 Stunden: Fettverbrennung

Nach etwa 36 Stunden beginnt der Körper, gespeichertes Fett aktiv als Energiequelle zu nutzen. Dieser Prozess führt zu Gewichtsverlust und einem Anstieg des Ketonspiegels.

Nach 72 Stunden: Wiederherstellung des Immunsystems und Dopamin-Reset

Nach 72 Stunden erholt sich das Immunsystem des Körpers. Während dieser Zeit werden Stammzellen aktiviert, die helfen, das Immunsystem wiederherzustellen und seine Funktionen zu verbessern. Außerdem wird zu dieser Zeit Dopamin „**zurückgesetzt**". Dopamin ist ein Neurotransmitter, der mit Vergnügen, Motivation und Belohnung in Verbindung steht. Längeres Fasten kann dazu beitragen, die Empfindlichkeit des Dopaminrezeptors wiederherzustellen und die Stimmung zu verbessern.

Nach 100 Stunden: Stammzelleneinstrom und Zellerneuerung

Am Ende des 100-stündigen Fastens kommt es zu einem Zustrom von Stammzellen in den Körper. Diese Stammzellen können zur Wiederherstellung beschädigter Zellen und Gewebe in verschiedenen Körperteilen verwendet werden. Dieser Prozess kann zur Verbesserung der Gesundheit und zur Förderung der Genesung beitragen.

Ich habe schon in meiner frühen Jugend gefastet. **Das war meine persönliche Medizin.**
Dadurch, dass mein Körper durch das regelmäßige Fasten immer gut entgiftet war, war ich ganz selten krank und habe mich nie bei kranken Menschen angesteckt.

Für wen Fasten gar nichts ist und wer trotzdem seinen Körper mal richtig entgiften möchte, empfehle ich, auf reine Rohkost zu gehen.
Heißt, nur Obst, Salat, Gemüse und frisch gepresste Säfte/Smoothies.
Das könnt ihr so lange machen wir ihr möchtet.
Ich habe das etwa 1 - 2 mal im Jahr gemacht, immer für die Dauer von 4 - 8 Wochen am Stück.

Es gibt viele Möglichkeiten des Fastens.
Heute ist intermittierendes Fasten ein großes Thema.
Bedeutet, es wird am Tag eine gewisse Zeit nichts gegessen.
Zum Beispiel wird 16 Stunden nichts gegessen und innerhalb von 8
Stunden darf gegessen werden.

Wer sich für intermittierendes Fasten interessiert, kann sich darüber
im Internet schlau machen und sich das passende Konzept
heraussuchen.
Für den Anfang, wenn man sich noch nie mit dem Thema Fasten
auseinandergesetzt hat, ist das eine gute Einstiegsmöglichkeit.

Ich persönlich bevorzuge, mehrere Tage nichts zu essen, sondern
nur zu trinken. So hat der Körper mehr Zeit, um sich auf das
Entgiften zu konzentrieren.

Ich habe es etwa 20 Jahre so gemacht, dass ich fünf Tage im Monat
gefastet habe. Bestenfalls am Anfang des Monats, von Montag-
Freitag nur Wasser getrunken.

Natürlich kam es auch vor, dass ich es einmal einen Monat ausfallen
ließ, aber ich habe versucht, so gut es mir möglich war, es
regelmäßig durchzuziehen.
Danach fühlte ich mich wie neu geboren. Das Gefühl ist ungefähr so,
als hätte man eine Krankheit überstanden und fühlt sich dann
wieder gesund und fit.

Ich würde vorschlagen, zuerst einmal mit **einem** Tag anzufangen und Euch zu beobachten.
Wie geht es mir? Wie schwer ist es mir gefallen?
Wenn Ihr keinen ganzen Tag schafft, probiert es zuerst mit intermittierendem Fasten.

Gerade dann, wenn Ihr noch nie gefastet habt, kennt der Körper das noch nicht und reagiert völlig unterschiedlich.
So Mancher empfindet es als echte Entlastung und andere wiederum plagt der Hunger ...
Vor allem dem Appetit zu widerstehen, wird am Anfang das schwerste Thema sein.

Wenn Ihr einen Tag geschafft habt, überlegt Euch, wie Ihr weiter machen wollt.
War der Tag für Euch sehr schwer, dann esst am nächsten Tag und fastet dann am folgenden Tag wieder. Also einen Tag fasten, einen Tag essen.
So gewöhnt sich der Körper an das Fasten und es ist nicht gleich so extrem.

Dann könnt Ihr Euch steigern und einen zweiten Tag dranhängen.
So macht Ihr es Stück für Stück, bis Ihr mehrere Tage schafft.

Ihr könnt auch die Methode, ein Tag fasten, ein Tag essen über einen längeren Zeitraum machen, das funktioniert sehr gut zum Abnehmen, vor allem dann, wenn Ihr viel abnehmen wollt.

**Ganz wichtig ist, wenn Ihr mehrere Tage fastet, beobachtet ganz
genau, wie es Euch geht.**
Denn jeder Körper geht anders damit um. Wenn Euer Körper
anfängt zu entgiften, kann es sein, dass Ihr Euch krank fühlt oder
einfach nur schwach und kraftlos.

**Denn ENTGIFTUNG fühlt sich schlimmer an als die langsame
VERGIFTUNG**!

Dann beendet Euer Fasten und esst wieder. Probiert es wieder,
wenn es Euch besser geht.
Ihr könnt das auch durchziehen, wenn Ihr Euch schlecht fühlt, aber
das empfehle ich erst, wenn ihr das Fasten gewohnt seid und wisst,
wie Euer Körper reagiert.

Ihr werdet merken, wenn Ihr regelmäßig fastet, dass es Euch immer
leichter fallen wird, der Hunger weniger wird und Ihr körperlich
nicht mehr so stark entgiftet, da Ihr eine regelmäßige Entgiftung
macht.

Was mache ich, wenn der Hunger unerträglich wird?
Ich habe mich mit irgendwelchen Dingen abgelenkt zum Beispiel mit
Sport oder mit Hobbys, die mir Spaß machen.

Wie lange fasten?

Das könnt Ihr selbst entscheiden. Wenn Ihr Übung habt, testet es
einfach aus, was sich für Euch am Besten anfühlt.

Ich persönlich empfehle Euch, die 5 Tage bzw. die 100 Stunden
auszuprobieren, um den vollen Effekt zu erhalten. Damit bin ich am
besten gefahren.

Ein wichtiges Thema ist, wie fange ich nach dem Fasten wieder an zu essen.

Wenn Ihr mehrere Tage am Stück fastet und wieder anfangen wollt zu essen, auf keinen Fall normal essen, sondern den Magen wieder langsam an das Essen gewöhnen.

Wenn ich fünf Tage gefastet habe, habe ich meinen Magen drei Tage an das Essen gewöhnt.
Zum Beispiel:
1. Tag nur Suppen mit leichtem Inhalt
2. Tag etwas geschnittenes Obst
3. Tag Salat.
4. Tag wieder normal essen.
Bei sieben Tagen Fasten musste ich meinen Körper vier bis fünf Tage wieder an das Essen gewöhnen. Da mir das auf Dauer zu viel war, habe ich das Fasten auf fünf Tage reduziert.

Ich kann nur jedem regelmäßiges Fasten ans Herz legen, Ihr werdet sehen, dass es Euch gesundheitlich besser gehen wird und Ihr nicht mehr so anfällig für Krankheiten sein werdet.

Euch ist bestimmt aufgefallen, dass ich in der Vergangenheitsform schreibe, was Fasten betrifft.

Leider habe ich seit ein paar Jahren das Fasten aus den Augen verloren. Den Grund kann ich Euch gar nicht nennen. Aber ich merke es körperlich extrem, dass ich nicht mehr faste. Ich bin viel anfälliger geworden, werde öfter krank und kann mein Gewicht nicht mehr so leicht halten.

Ich werde es in der nächsten Zeit wieder anfangen und Fasten in meinen Alltag integrieren.

Was noch interessant ist zu wissen ist, dass der Mensch **nicht unbedingt** für drei Mahlzeiten am Tag ausgelegt ist. Wir sind Jäger und Sammler. Das bedeutet, wir haben gegessen, wenn wir Nahrung hatten und wenn wir keine Nahrung hatten, mussten wir fasten. Beim Fasten geben wir dem Körper die Chance, sich zu entgiften und zu erholen.

Wenn wir dem Körper keine feste Nahrung mehr zuführen, kann er die Energie, die er normalerweise zum Verdauen braucht, für seine Reinigung einsetzen. Er fängt an, Ablagerungen, die sich angesammelt haben, zu lockern und über Darm, Niere und Blut auszuscheiden (z.B. durch schlechte Ernährung, Medikamente, Alkohol, Zigaretten, Umwelteinflüsse, usw.). Je nachdem wie viel abgelagerte Schadstoffe gelöst werden, kann es Euch dann auch mal schlecht gehen (z.B. Kopfschmerzen, Schwindel, Schwäche ...). So heilt er sich selbst und Ihr werdet spüren, dass Ihr weniger krank sein werdet, ggf. weniger oder keine Medikamente mehr braucht, Euch fitter fühlt und viel positiver durch das Leben geht.

Deshalb ist es so wichtig, dem Körper diese Ruhepausen vom Essen zu geben, damit er sich reinigen kann. Das kombiniert mit einer gesunden Ernährung, ist das Rezept für ein gesundes Leben.

Die Technik ist heute sehr weit entwickelt aber unsere Genetik ist immer noch genauso wie vor Hunderttausenden von Jahren.

Ich gebe Euch den Tipp, versucht das Fasten in Euer Leben mit einzubinden. Damit ihr eurem Körper die Chance gebt, sich selbst zu heilen. Am Anfang wird es wahrscheinlich schwierig sein, aber je mehr Übung ihr habt, desto leichter wird es Euch fallen und Ihr werdet merken, wie gut Euch das tun wird.

2. Bewegung

Bewegung ist neben der Ernährung ein wichtiger Punkt, um abzunehmen. Oft reicht es schon aus, durch mehr Bewegung abzunehmen ohne Eure Ernährung zu ändern.

Gerade dann, wenn Ihr eine sitzende Tätigkeit habt und danach vielleicht erschöpft von der Arbeit seid, Euch auf die Couch fallen lasst und Euch ausruht.
Dadurch bleibt der Körper runtergefahren und Ihr bleibt träge.

Durch mehr Bewegung und Sport, werdet Ihr merken, dass Ihr fitter und agiler werdet.
Mehr Bewegung regt den Kreislauf an.

Ich empfehle immer, zusätzlich die Ernährung zu ändern und mehr Bewegung in Euren Alltag einzubringen.
Denn meistens ernähren wir uns schlecht und sind dadurch eher „bewegungs-unlustig". Durch bessere Ernährung werden wir fitter und die Bewegung fällt uns wesentlich leichter und wir haben auch mehr Lust darauf.

Mein Appell an Euch: Bewegt Euch mehr!!

Versucht, so viel Bewegung wie möglich in Euren Alltag einzubinden.

Sucht etwas, dass Euch Spaß macht, damit die Motivation nicht verloren geht, wie z.B. Sportstudio, Fußball, Schwimmen, Joggen, Spazierengehen, Inliner fahren, Fahrrad fahren, mit der Familie mehr körperliche Aktivitäten unternehmen usw.
Es gibt so viele Möglichkeiten.

So viel bewegen, wie es Euch möglich ist. Je mehr Ihr Euch bewegt,
desto besser nehmt Ihr ab und werdet fitter.

Tipp: Der beste Sport zum Abnehmen ist die Mischung aus
Ausdauersport und Krafttraining. Denn durch das Krafttraining
bauen wir Muskulatur auf und erhöhen somit auch unseren
Grundumsatz. Heißt, je mehr Muskeln wir aufbauen, desto mehr
Energie verbraucht unser Körper, auch in der Ruhephase.
Und mit Ausdauersport regen wir unseren Kreislauf an.

Ich trainiere aktuell mit meinem eigenen Körpergewicht
(Calisthenics). Das hat den Vorteil, es belastet die Gelenke nicht so
sehr wie schwere Gewichte und es werden viele Muskeln
gleichzeitig beansprucht.

**Neben dem Abnehmen werdet Ihr bemerken, dass Ihr Euch durch
die Bewegung und die Ernährungsumstellung körperlich und
geistig besser und fitter fühlen werdet.
Generell rundum gesünder.**

Bio Siegel Vergleich

Hier habt ihr einen Überblick, was die Einzelnen Biohersteller dürfen und was nicht.

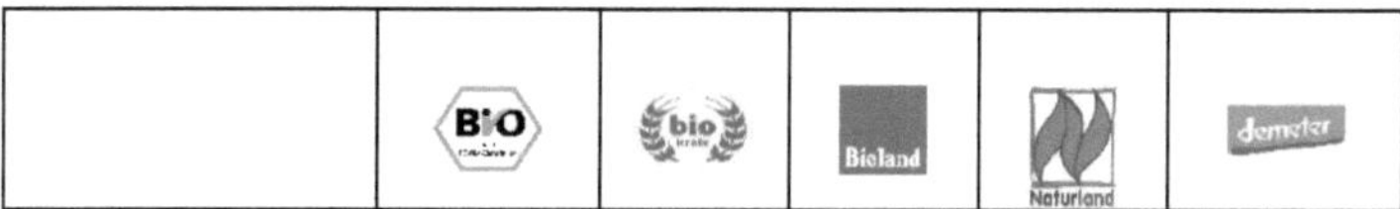

Zutaten					
Ökologische Herkunft	95%	95%	95%	95%	95%
Farbstoffe	nein	nein	nein	nein	nein
Geschmacksverstärker	nein	nein	nein	nein	nein
Künstliche Aromen	nein	nein	nein	nein	nein
Natürliche Aromen	ja	ja	ja	ja	nein
Nitridpökelsalz	ja	nein	nein	ja	nein
Carrageen	ja	nein	nein	nein	nein

Dünger, Pflanzenschutzmittel & Bewirtschaftung					
Bewirtschaftungform	Ökologisch und Konventionel l	Nur Ökologisc h	Nur Ökologisc h	Nur Ökologisc h	Nur Ökologisch
Synthetische Pflanzenschutzmittel	nein	nein	nein	nein	nein
Blutmehl	ja	nein	nein	nein	nein
Tiermehl	ja	nein	nein	nein	nein
Knochenmehl	ja	nein	nein	nein	nein
Guano	ja	nein	nein	nein	nein
Spinosad	ja	nein	nein	nein	nein
Pyrethroide	ja	ja	nein	nein	nein
Pflanzenschutzmittel auf Kupferbasis	ja	ja	ja	ja	ja
Pflanzenschutzmittel auf Schwefelbasis	ja	ja	ja	ja	ja
Organischer Stickstoff-Dünger	ja	ja	ja	ja	ja

Tierhaltung & Tierfütterung					
Hennen/ha	230	140	140	140	140
Masthähnchen/ha	580	280	280	280	280
Mastschweine/ha	14	10	10	10	10
Milchkühe/ha	2	2	2	2	2
Kuhtrainer	Teilweise erlaubt	nein	nein	nein	nein
Enthornung	ja	ja	ja	ja	nein
Länge Tiertransporte	Unter 6 Stunden	max. 4 Stunden und 200 km	max. 4 Stunden und 200 km	max. 4 Stunden und 200 km	max. 200 km
Treiben mit Stromstößen	nein	nein	nein	nein	nein
Beruhigungsmittel	nein	nein	nein	nein	nein
Kastration der Ferkel ohne Betäubung	ja	nein	nein	nein	nein
Gentechnisch verändertes Futter	nein	nein	nein	nein	nein
Konventionelles Mischfutter	nein	nein	nein	nein	nein
Fischmehl	ja	nein	nein	ja	nein
Silage Futter	ja	ja	ja	ja	ja
Futter Zukauf	max. 80%	max. 50%	max. 50%	max. 50%	max. 50%

Über das Abnehmen und Kalorienzählen hinaus halte ich es noch für sehr wichtig zu erwähnen, wie sinnvoll es ist, eine gute, gesunde und naturbelassene Ernährung **dauerhaft** einzuhalten.

Wer nicht allzu oft Abnehmkuren machen möchte, sich geistig fit fühlen und Krankheiten minimieren möchte, sich einfach in seinem Körper „zu Hause" fühlen will, der sollte sich einen sinnvollen Ernährungsplan, auch für Zeiten außerhalb der Schlankheitskuren, erstellen und sich weitestgehend daranhalten. Er wird damit sehen, welch ein großer Gewinn das für sein Leben sein kann und wird.

Da die Menschen unterschiedlich und individuell sind, muss jeder für sich selbst herausfinden, was für ihn funktioniert und was nicht. Egal, ob es um Ernährung, Abnehmen, Training oder sonstige Dinge im Leben geht.
Lernt auf Euer Bauchgefühl zu hören.
Heutzutage hören wir viel zu sehr auf so genannte „Experten", Social Media oder wissenschaftliche Tests. Ich persönlich versuche, selbst herauszufinden, was für mich am Besten ist und funktioniert.

Wissenschaftliche Tests interessieren mich nicht, da wir nie wissen, wie sie durchgeführt wurden und vor allem, wer dahinter steht und wer das Ganze finanziert. In den meisten Fällen profitiert irgendjemand finanziell davon.

Nehmt nicht alles hin, hinterfragt und hört auch auf Euer Bauchgefühl. Vor allem dann, wenn es um Eure Gesundheit und Euer Leben geht.

Ich selbst weiß, wie schwierig es ist, dauerhaft gesund zu leben und auch ich bin nicht immer konsequent und ziehe mein Wissen nicht gnadenlos durch, dafür gehe ich viel zu gerne essen und möchte mir auch ab und zu mal Dinge wie Süßigkeiten und Softdrinks gönnen.

Ich versuche, für mich einen gesunden Mittelweg zu finden. Ich mache es zurzeit so, dass ich unter der Woche so gesund wie es für mich möglich ist zu essen und am Wochenende esse und trinke ich, worauf ich Lust habe. Und darüber hinaus gehe ich 1–2-mal im Jahr 4-8 Wochen auf reine Rohkost.
Ich gehe in die Sauna und werde demnächst wieder das Fasten in mein Leben einbinden.

Mir ist einfach wichtig, dass Ihr wisst, was Ihr tun könnt, um gesund zu leben, dass Ihr Eure Gesundheit selbst in die Hand nehmen könnt und nicht nur abhängig von der Schulmedizin sein müsst.

Vielen Dank dafür, dass Ihr Euch für mein Buch
entschieden habt.

Ich hoffe, ich kann Euch mit meinen eigenen
Erfahrungen weiterhelfen.

Abnehmen und gesund leben ist kein leichter Weg
und bedeutet harte Arbeit. Wenn Ihr den Weg geht
und Ihr ihn schafft, werdet Ihr unendlich stolz auf
Euch sein können und das Lebensgefühl wird ein ganz
anderes sein.

Jeder kann es schaffen, Ihr müsst nur anfangen, an
Euch selbst zu glauben und Euch nicht ablenken
lassen.

Nehmt Eure Gesundheit selbst in die Hand.
Jeder ist für sich selbst verantwortlich.

Ich glaube an jeden Einzelnen von Euch ...

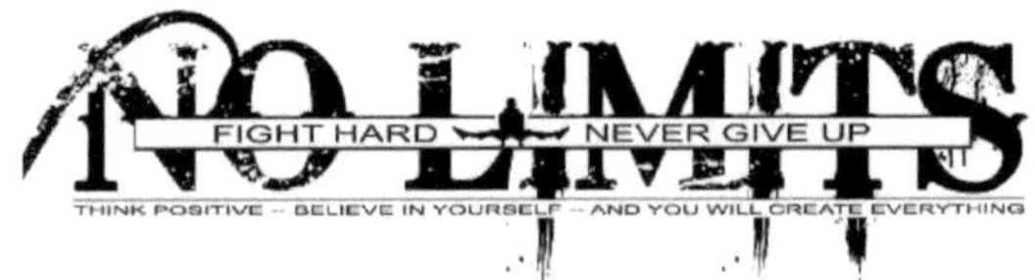

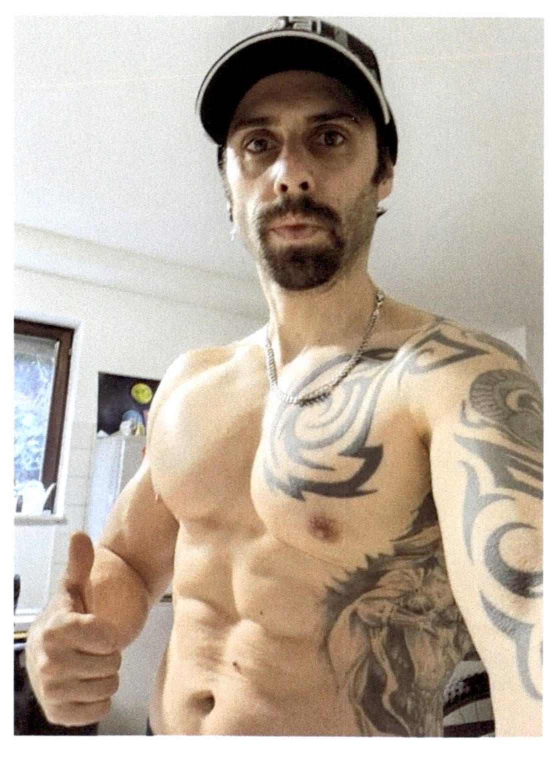

Ich wünsche euch viel Erfolg
Euer Tommy

Quellenangaben

Rohkost Seite 13
https://www.deine-gesundheitswelt.de/balance-ernaehrung/rohkost 29.03.2025

Fette Seite 13
https://montcalia.ch/en/blogs/infos/die-gefahren-von-samenolen-warum-sie-sie-besser-meiden-sollten?srsltid=AfmBOooqxpa1KTuhSEJU9xuq6mwffnu5JCTeT8UGBavDFG7TW7K4mt9i 29.03.2025

Reifegrad, Seite 16
https://www.lavita-magazin.de/so-reift-obst-gemuese 29.03.2025

extra Fruchtzucker, Seite 17
https://www.envivas.de/magazin/gesundheitswissen/wie-gesund-ist-obst
29.03.2025

Tiefkühl, Seite 17
https://www.tk.de/techniker/magazin/ernaehrung/essen-und-wissen/frische-lebensmittel-oder-tiefkuehlkost-2004930?tkcm=ab
29.03.2025

Süßstoffe, Seite 18
https://www.zentrum-der-gesundheit.de/ernaehrung/lebensmittel/ungesunde-suessungsmittel/aspartam-suessstoff 31.03.2025

Alkohol, Seite 23
https://www.stiftung-gesundheitswissen.de/wissen/risikofaktor-alkohol/hintergrund
31.03.2025

https://www.aok.de/pk/magazin/sport/fitness/alkohol-und-sport-muss-nicht-sein/ 31.03.2025

Wasser, Seite 23
https://www.badenova.de/blog/wie-viel-wasser-sollte-man-trinken/
31.03.2025

Muskeln schwerer als Fett, Seite 27
https://www.stiftung-gesundheitswissen.de/gesundes-
leben/bewegung-sport/macht-sport-schlank-10-mythen-ueber-
sport-und-bewegung 31.03.2025

1 KG Körperfett etwa 7000 kcal, Seite 28
https://fittaste.com/blogs/fittaste-blog/abnehmdauer-wie-lange-
dauert-abnehmen-wirklich 31.03.2025

Grundumsatz Formel, Seite 30
Sjard Roscher, die Fitness Fibel 2.0, Neunte Auflage, Oktober 2020,
Seite 129   31.03.2025

Pal-Wert Formel, Seite 31
Sjard Roscher, die Fitness Fibel 2.0, Neunte Auflage, Oktober 2020,
Seite 129   31.03.2025

Gesamtumsatz Formel, Seite 33
Sjard Roscher, die Fitness Fibel 2.0, Neunte Auflage, Oktober 2020,
Seite 129   31.03.2025

Fettleber, Seite 37
https://zanadio.de/erkrankungen/fettleber-bei-uebergewicht/
31.03.2025

Darm Immunsystem, Seite 37
https://nutrimmun.de/darmwissen/darm-assoziiertes-
immunsystem/darm-immunsystem/ 23.04.2025

Fluoride, Seite 39
https://www.auranatura.de/a/magazin/fluorid/ 31.03.2025

Frühstück Kellogg, Seite 41
https://www.digitalwelt.org/blogs/lebenusa/fruehstueck-wichtigste-mahlzeit-tages 31.03.2025

Glykämischer Index und Glykämische Last, Seite 46
https://www.mri.tum.de/sites/default/files/2023-07/glykaemischer_index.pdf

Stresshormon Cortisol, Seite 48
https://www.lykon.de/blogs/news/cortisol-10-grunde-warum-ein-hoher-wert-des-stresshormons-ungesund-ist 31.03.2025

Fasten, Seite 50 ff.
https://daivings.lv/de/was-passiert-wenn-sie-sich-100-stunden-zeit-nehmen-um-4-tage-lang-eine-moderne-diat-zur-gewichtsabnahme-zu-befolgen/# 04.05.2025

Thore Hansen, https://www.allergosan.com/de/blog/fasten-fuer-die-darm-gesundheit/ 07.04.2025

Bio Siegel Vergleich, Seite 60-61
Burkhard Bönigk, 14. Feb. 2020,
https://www.laufinstinkt.de/post/2020/02/13/bio-siegel
31.03.2025

Trigger Warnung

Dieses Buch enthält Inhalte, die sich mit Depressionen, suizidalen Gedanken und psychischen Krisen befassen. Einige Passagen können emotional belastend sein. Bitte achte gut auf dich beim Lesen. Wenn du selbst betroffen bist, zögere nicht, dir Unterstützung zu holen.